INHALTSVERZEICHNIS

Einführung 9

Kapitel 1: Beginnen wir mit einigen Grundlagen ... 12

Was ist der Stoffwechselplan? 15

Entlarven einiger Missverständnisse über den Stoffwechsel 18

Verstehen, wie der Stoffwechsel funktioniert 20

Warum dieser Plan funktioniert und Diäten nicht! 21

Kapitel 2: Möglichkeiten, Gewicht zu verlieren, ohne Ihr persönliches Leben zu stören oder das Glück zu belasten. 23

Schritt 1 – Legen Sie Ihre Zeit selbst fest (haben Sie einen Zeitplan), wenn Sie Mahlzeiten essen durch Platzieren eines Timers 23

Schritt 2 – Sagen Sie jemandem, der Ihnen nahe steht, dass Sie beobachten, was Sie essen. 24

Schritt 3 – Erstellen Sie eine massive Charge an grünen Tee und frieren Sie ihn ein. 25

Schritt 4 - Wenn Sie es vermasseln und vom Wagen fallen lassen, steigen Sie wieder ein. 26

Schritt 5: Schalten Sie Ihr Telefon, Ihr Tablett und alle Kunstlichter 2 Stunden vor dem Schlafengehen aus. 27

Kapitel 3: Wichtigste Gebote, um Ihren perfekten Stoffwechsel zu aktivieren. 28

Achten Sie auf Ihre Zuckereinnahme 28

Die Bedeutung von Fette 29

Heilen Sie Ihren Darm 30

Nahrungsmittelunverträglichkeiten 32

Das schädliche Gewicht verlieren 32

Senkung von Entzündungen 34

Schlechter Schlaf, Stress und ein Leben am Tablet oder Telefon 34

Die Bedeutung von Nährstoffen 35

Wasser, Wasser, Wasser, Wasser 36

Putzen Sie Ihre Zähne nach den Mahlzeiten! 37

Effizienter trainieren 37

Kapitel 4: Einfache Entgiftungsanleitungen 39

Bedeutung von Entgiftung 39

Wie kann ich erkennen, ob mein Körper eine Entgiftung braucht? 40

Leitfaden und Diagramme, die Ihnen helfen, den richtigen Weg zu finden. 41

Passen Sie es persönlich an 42

Kapitel 5: Essen und Reinigen zur gleichen Zeit. ... 46

Bedeutung der Einbeziehung der richtigen Lebensmittel in Ihren Plan 46

Köstliche & gesunde fettverbrennende Mahlzeiten 46

Wann sollte man essen, um die Entgiftung zu intensivieren? 47

Kapitel 6: 10 Minuten alternatives Training. Zwei Wochen Plan und was zu essen ist. 49

Wie sollte Ihre Einkaufsliste aussehen? 49

Stoffwechsel Beschleunigen & Anregen

Die ultimative Ernährungshandbuch für Anfänger zum Stoffwechselplan, um Ihre Energie wiederherzustellen, Ihren Körper zu entgiften und zu reinigen, Gewicht zu verlieren und Körperfett schnell zu verbrennen.

Von *Freddie Masterson*

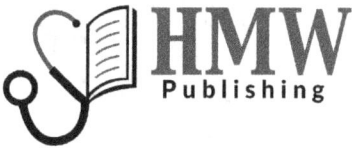

Für weitere tolle Bücher besuchen Sie uns:
HMWPublishing.com

Ein weiteres Buch kostenlos herunterladen

Ich möchte mich bei Ihnen für den Kauf dieses Buches bedanken und Ihnen ein weiteres Buch (genau so lang und wertvoll wie dieses Buch), „Gesundheits- & Fitnessfehler, von denen Sie nicht wissen, dass Sie sie machen", völlig kostenlos anbieten.

Besuchen Sie den unten stehenden Link, um sich anzumelden und es zu erhalten:

www.hmwpublishing.com/gift

In diesem Buch werde ich die häufigsten Gesundheits- und Fitnessfehler aufschlüsseln, die Sie wahrscheinlich gerade jetzt begehen, und ich werde Ihnen zeigen, wie Sie leicht in die beste Form Ihres Lebens kommen können!

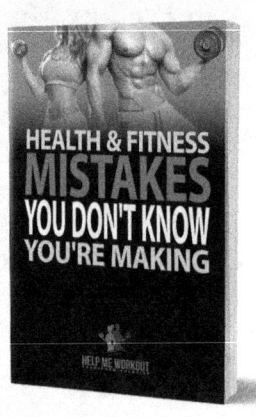

Zusätzlich zu diesem wertvollen Geschenk haben Sie auch die Möglichkeit, unsere neuen Bücher kostenlos zu bekommen, an Gewinnspielen teilzunehmen und andere wertvolle E-Mails von mir zu erhalten. Besuchen Sie erneut den Link, um sich anzumelden:

www.hmwpublishing.com/gift

10-Minuten-Fettverbrennungstrainingsplan und 2-Wochen-Diätplan 49

Liegestütz aus der Kniebeuge mit Seitenbrett 51

Liegestütz aus der Kniebeuge mit Beinhebern 52

Liegestütz aus der Kniebeuge mit Bergsteigern 53

Hier sind ein paar Tipps zur Fettverbrennung beim Tonisieren und Definieren Ihrer Bauchmuskeln und Ihrer Bauchmitte 54

Benötigte Ausrüstung: Yogamatte und ein Zeitnehmer 55

Herausforderung: Durchführung des fettverbrennenden Workouts bei gleichzeitiger Durchführung des Stoffwechselplans 55

Warum ist es in Ordnung, mit 10-minütigen Trainingseinheiten zu beginnen? 56

Machbar 57

Ermöglicht es Ihnen, sich dem Ziel zu verpflichten. 57

Diese Trainingseinheiten sind genauso effektiv. 58

Verbesserte Konsistenz 58

Kapitel 7: Woher weiß ich, ob die Dinge funktionieren? 60

Was können Sie erwarten? 60

Wahrheit über Entgiftung 61

Kapitel 8: Wie Ihr Körper antwortet, was er will, was Sie regelmäßig tun sollen. 62

Tipps für einen langfristigen Erfolg mit der Gewichtsabnahme 62

Hier sind einige Tipps für die langfristige Gewichtsabnahme 65

Erweitern Sie Ihre Geschmacksnerven 65

Gehen Sie niemals mit leerem Magen einkaufen. 65

Um diese Idee auf einen anderes Level zu bringen: Gehen Sie überhaupt nicht in einen Supermarkt. 66

Wie oft sollte ich entgiften? 67

Muss ich auf meine Lieblingsspeisen, Alkohol, Kaffee, Fast-Food verzichten? 68

Verliere ich während der Entgiftung Gewicht? 72

Zu erwartende Herausforderungen – wenn überhaupt 73

Sich träge fühlen 73

Hautveränderungen 74

Stimmungsschwankungen 74

Kapitel 9: Stabiler Stoffwechsel durch alternative große, einfache und lustige Aspekte des Lebens. 76

Angenehme Möglichkeiten zur Steigerung des Stoffwechsels bei der Erreichung der Homöostase zur Regulierung des Körpergewichts 76

Dimmen von Lichtern und Tragen einer Ohrmarke 76

Setzen Sie sich Ihre täglichen Ziele 77

Bewegung durchführen, wann immer Sie können. 78

Bonus-Kapitel: Tipps für den 30-Tage-StoffwechselMahlzeitenPlan! 80

Lassen Sie uns einen Blick auf den typischen 7-tägigen Mahlzeitenplan für die Stoffwechseldiät werfen: 81

Frühstück 81

Mittagessen 86

Abendessen 95

Fazit 102

Schlussworte 105

Über den Co-Autor...107

Einführung

Ich möchte Ihnen danken und Ihnen zum Kauf des Buches „*Stoffwechselplan*" gratulieren. Dieses Buch enthält bewährte Schritte und Strategien, wie Sie abnehmen und gesünder werden können, ohne eine richtige Diät zu machen. Sie werden auch entdecken, wie Sie sättigende und köstliche Mahlzeiten zu sich nehmen können. Darüber hinaus werden Sie alle die Vorteile des Verpackens Ihrer Lebensmittel mit Gemüse, Früchten, Nüssen, Hülsenfrüchten und vielem mehr kennenlernen. Ebenso erfahren Sie einige hilfreiche Tipps, wie Sie den Stoffwechsel-Aktionsplan erfolgreich umsetzen können. Zuletzt stellen wir Ihnen sogar einen beispielhaften Speiseplan und einen Stoffwechsel-Aktionsplan zur Verfügung, mit denen Sie sofort beginnen können!

Nochmals vielen Dank, dass Sie sich für dieses Buch entschieden haben. Ich hoffe, es gefällt Ihnen!

Außerdem empfehle ich Ihnen, sich für unseren E-Mail-Newsletter anzumelden, um über neue

Buchveröffentlichungen oder Werbeaktionen informiert zu werden. Sie können sich kostenlos anmelden und erhalten als Bonus ein kostenloses Geschenk: unser Buch „*Gesundheits- & Fitnessfehler, von denen Sie nicht wissen, dass Sie sie machen*"! Dieses Buch wurde geschrieben, um zu entmystifizieren, die wichtigsten Vor- und Nachteile aufzudecken und Sie endlich mit den Informationen auszustatten, die Sie benötigen, um sich in der besten Form Ihres Lebens zu befinden. Aufgrund der überwältigenden Menge an Fehlinformationen und Lügen, die von Magazinen und selbsternannten „Gurus" erzählt werden, wird es immer schwieriger, zuverlässige Informationen zu erhalten, um in Form zu kommen. Im Gegensatz zu dutzenden von voreingenommenen, unzuverlässigen und nicht vertrauenswürdigen Quellen, um Ihre Gesundheits- und Fitnessinformationen zu erhalten. In diesem Buch ist alles aufgeschlüsselt, was Sie brauchen, damit Sie es leicht nachvollziehen und sofort Ergebnisse erzielen können, um Ihre gewünschten Fitnessziele in kürzester Zeit zu erreichen.

Um sich für unseren kostenlosen E-Mail-Newsletter anzumelden und ein kostenloses Exemplar dieses wertvollen

Buches zu erhalten, besuchen Sie bitte den Link und melden Sie sich jetzt an: www.hmwpublishing.com/gift

Kapitel 1: Beginnen wir mit einigen Grundlagen

Bevor Sie weiterlesen:

Wenn dies etwas ist, mit dem Sie es ernst meinen, und der 30-Tage-Plan derjenige ist, an den Sie sich halten möchten, dann erstellen Sie eine Tabelle. Sie sollte ziemlich ähnlich aussehen (Sie können dieses verwenden, wenn Sie wollen). Drucken Sie es aus, speichern Sie es in Google Drive und verwenden Sie es für die Zukunft:

	Tag 1	Tag 2	Tag 3	Tag 4	Tag 5	Tag 6	Tag 7
Gewicht*							
Nahrungsaufnahme							
Stuhlgang?							

Stunden an Schlafen							
Ungefähre Kalorien							
Bewegung							
Allgemeines Gefühl							
Psoriasis**							

*Wiegen Sie sich nicht täglich. Wiegen Sie sich zu Beginn des Stoffwechselplans und dann alle fünf Tage. Wählen Sie eine Zeit und halten Sie sich bei jedem Wiegen daran (am besten morgens). Wiegen Sie sich nicht in der Woche vor Ihrer Periode, wenn Sie weiblich sind.

Notieren Sie sich etwaige Autoimmunerkrankungen, um den gesamten Vorgang ein wenig aufschlussreicher zu gestalten. zum Beispiel Candida. Die Idee hier ist, zu versuchen und zu beobachten, wie sich die Ernährung auf die Symptome dieser Störungen auswirkt. Wenn Sie alles im Auge behalten, können Sie besser nachvollziehen, wie Ihr Körper auf die Stoffwechseldiät reagiert und wie sich die Bewegung ändert. Es gibt Ihnen auch ein Gefühl der Kontrolle, da Sie in all die winzigen und drastischen Änderungen verwickelt sind, die während 30 Tagen stattfinden. Die Stoffwechseldiät ist so persönlich, weil Sie derjenige sind, der den Ausschlag gibt. Sie haben die Kontrolle. Wenn Sie zum Beispiel Verstopfungen haben, dann wissen Sie, dass Sie Ihrer Ernährung mehr Ballaststoffe hinzufügen müssen. Führen Sie gleichzeitig im Protokoll alle Lebensmittel, von denen Sie glauben, dass sie Verstopfung verursachen könnten. Wiederholen Sie diesen Vorgang, indem Sie das Menü aufzeichnen und ändern, während Sie Ihrem Ziel näher kommen.

Für Frauen wird empfohlen, Änderungen, insbesondere während der Menstruation, sorgfältig zu beobachten. Viele könnten die regelmäßigen Entzündungen und Bauchschmerzen während des Menstruationszyklus verwechseln, um ein Ergebnis oder Symptom der Ernährung zu sein.

Was ist der Stoffwechselplan?

Der Stoffwechselplan ist keine andere fade Diät. Es ist eine Lebensweise. Der menschliche Körper arbeitet hart daran, die in der Nahrung, die wir essen, vorhandenen Nährstoffe zu verarbeiten und wandelt sie dann in Energie um, die der Körper benötigt, um die täglichen Funktionen auszuführen und das Wachstum des Körpers zu fördern. Der Stoffwechsel ist der Prozess, bei dem die Körperzellen gesund bleiben und arbeiten.

In den meisten Fällen führt ein schlechter Stoffwechsel zu einer Gewichtszunahme. Infolgedessen haben viele Menschen Probleme mit der Gewichtskontrolle. Es ist besorgniserregend, da es das Rauchen als die Hauptursache für vermeidbare Todesfälle in den Vereinigten Staaten überholt. Auch Europa liegt in der Statistik nicht weit zurück.

Wenn man sich das ansieht, kann alles ziemlich düster wirken, oder? Dies führt dazu, dass Menschen an jeden Diätplan glauben, den sie in die Finger bekommen können, unabhängig von dessen Glaubwürdigkeit oder Erfolg. Viele Menschen auf Diäten sagen, dass sie „das nicht essen können" oder „das ist nicht Teil dessen, was mir erlaubt ist", und am Ende nicht in der Lage sind, normale Dinge wie das Essen mit Freunden zu genießen oder unterwegs ein schnelles Mittagessen zu nehmen. Einige enden damit, dass sie vollständig vom Wagen fallen.

Der Stoffwechselplan reduziert Entzündungen, die eine Ursache für vorzeitiges Altern, Gewichtszunahme, Hautprobleme wie Ekzeme, Autoimmunerkrankungen wie Kronenkrankheit und Lupus sind. Es verbessert sogar die Schilddrüsenfunktion und den Hormonhaushalt.

Der Stoffwechselplan unterscheidet sich drastisch von der Fasten-, Militärdiät- und Vollverbotdiät, weil er absolut keine Nahrung verbannt. Es erhöht den Stoffwechsel Ihres Körpers mit der Nahrung, die Sie essen, indem es regelmäßige Bewegung in Ihr Leben integriert. Das bedeutet, wenn Sie dieses Stück Schokolade wollen, können Sie es haben. Natürlich führt Übergenuss nicht zu Ergebnissen, aber wenn Sie sich an den Stoffwechselplan halten, werden Sie Gewicht verlieren.

Entwickelt von Lyn-Genet Recitas, einem äußerst fähigen Diätetiker, dessen „Kein-Unsinn"-Ansatz zur Gesundheit das Mantra verändert hat, das wir seit 20 Jahren hören. Früher war die Idee, Ihre Kalorien zu überwachen und die Aufnahme zu reduzieren, was schließlich zu einer Gewichtsabnahme führte. In dem Moment, in dem Sie zu alten Wegen zurückkehren, würden Sie am Ende all das verlorene Gewicht zurückgewinnen. Dies beweist, dass das Zählen von Kalorien und das Reduzieren von Kalorien eine schnelle Lösung sind. Es ist keine dauerhafte, wahrscheinlich auch keine gesunde. Die Stoffwechselernährung hingegen verfolgt einen ganzheitlichen Ansatz und ist nicht nur auf die Ernährung angewiesen. Es berücksichtigt auch Blutgruppe, Alter, Schlafgewohnheiten, körperliche Aktivität, Autoimmunität, usw. Es ist wie das Betrachten des Gesamtbildes, anstatt den Körper in Bits und Stücken zu fixieren, was die meisten Diäten da draußen tun. Dieses Lebensmittel zielt darauf ab, den Stoffwechsel wieder auf das Niveau zu bringen, das er haben sollte – er funktioniert richtig und verbessert die Gesundheit.

Entlarven einiger Missverständnisse über den Stoffwechsel

Viele Menschen glauben, dass sie wie ihre Augenfarbe mit einem bestimmten Stoffwechsel geboren werden, der nicht verändert werden kann. Wie oft haben Sie einen Freund gesehen, der sich beschwerte: „Ich habe einen schlechten Stoffwechsel, deshalb kann ich nicht abnehmen?" Das stimmt nicht ganz. Ihr Stoffwechsel ist eine direkte Folge dessen, was Sie essen, tun und sogar Ihrer

Schlafgewohnheiten. Ja, es braucht Zeit, um es zu ändern und sich anzustrengen, aber das Entschlüsseln des Geheimnisses bedeutet nicht, die Büchse der Pandora zu öffnen oder das Rad neu zu erfinden.

Der Stoffwechsel ist nicht von Person zu Person gleich. Schlechte Lebensgewohnheiten, Crash-Diäten und Fasten führen zu schwerwiegenden Stoffwechselproblemen, weshalb sich die metabolische Ernährung von Person zu Person unterscheidet. Einige Erfolgsgeschichten zeigten, dass die Menschen zu wenig gegessen und zu viel trainiert hatten. Der Stoffwechselplan knackt den Code Ihres Stoffwechsels, indem er Ihren Lebensstil berücksichtigt. die Art von Dingen, die Sie im Rahmen Ihrer täglichen Routine tun können. Es wird auch versucht, Dinge aufzudecken, die Sie falsch machen und die Ihre Bemühungen heimlich sabotieren. Es bringt so viel Klarheit darüber, wie Sie Änderungen vornehmen können, die Ihnen helfen, sich ausgeruht und voller Energie zu fühlen und auch mit dem Essen, das Sie zu sich nehmen, zufrieden zu sein.

Verstehen, wie der Stoffwechsel funktioniert

Stoffwechsel ist ein relativ häufig verwendetes Wort, aber ein ziemlich verstandenes Konzept. Der Stoffwechsel ist der Höhepunkt mehrerer verschiedener Elemente bei der Entstehung und Zerstörung von Protoplasma. Klingt kompliziert? Das ist es, aber Sie müssen sich darüber keine Sorgen machen.

Es handelt sich lediglich um eine Reihe von chemischen Prozessen, bei denen Zellen Wärme und Energie unter Verwendung der Nährstoffe aus der Nahrung produzieren. Diese Energie wird dann verwendet, um Verbindungen zu bilden, die wichtige Lebensfunktionen wie Blinzeln, Atmen usw. erfüllen. Die im Stoffwechsel erzeugte Energie hilft auch beim Aufbau komplexer Verbindungen wie Proteine, die für das Wachstum und die Reparatur von Geweben notwendig sind. Menschen, die regelmäßig Sport treiben, haben einen erhöhten Stoffwechsel. Sie wurden nicht mit einem schnellen Stoffwechsel geboren, aber sie haben einen erschaffen.

Warum dieser Plan funktioniert und Diäten nicht!

Wie wir bereits erwähnt haben, gibt es 9 Milliarden Menschen auf der Welt, und nicht einmal zwei sind gleich. Warum also sollte eine Diät für alle funktionieren? Die Stoffwechselrate ist einzigartig, persönlich für Sie. Wer sagt, dass Schokolade und Rotwein Ihre Ernährung ruinieren würden? Die Stoffwechseldiät hält Sie nicht davon ab, Ihre Lieblingsgerichte zu genießen. Stattdessen konzentriert er sich auf Mäßigung und körperliche Aktivität.

Die Stoffwechseldiät wird von Lyn-Genet Recitas entwickelt, der eine chemische Formel zur Veränderung des Stoffwechsels genommen und für jede Person angepasst hat, abhängig von Blutgruppe, Gewicht, Alter und Beschwerden. Um diese Diät vollständig an Bord zu nehmen und mit ihr zu laufen, müssen Sie Ihre Denkweise ändern. Wie bereits erwähnt, beeinflusst der Stoffwechsel nicht nur das Gewicht, sondern auch fast jeden Teil des Körpers, vom vorzeitigen

Altern bis hin zu Stimmungsschwankungen. Nachdem Sie gesehen haben, wie wichtig Ihr Stoffwechsel ist und wie das Verständnis der einzigartigen genetischen Chemie Ihres Körpers Ihre Fähigkeit, besser zu essen, besser zu leben und sich besser zu fühlen, beeinflussen kann.

Wie viele Diäten haben Sie angefangen und dann beendet, weil sie nicht die richtigen Ergebnisse erbracht haben? Mehr als ein paar, da bin ich mir sicher. Meistens nach diesen Diäten fühlen Sie sich unglücklich, erschöpft und besiegt und das sollten Sie nicht müssen. Sie haben bei der Diät nicht versagt: Die Diät ist bei Ihnen versagt!

KAPITEL 2: MÖGLICHKEITEN, GEWICHT ZU VERLIEREN, OHNE IHR PERSÖNLICHES LEBEN ZU STÖREN ODER DAS GLÜCK ZU BELASTEN.

Schritt 1 – Legen Sie Ihre Zeit selbst fest (haben Sie einen Zeitplan), wenn Sie Mahlzeiten essen durch Platzieren eines Timers

Es ist wichtig, genügend Zeit für die Mahlzeiten zu haben. Die empfohlene Dauer für das Essen beträgt 20 bis 30 Minuten. Der Grund, warum diese Zeitspanne vorgeschlagen wird, ist, dass der Einzelne seine Mahlzeiten oft wegen eines psychischen Hungers einnimmt. Im folgenden Absatz wird eine weitere Erläuterung gegeben.

Wie im vorherigen Absatz erwähnt, werden in der Regel Lebensmittel, die hastig eingenommen werden, nicht richtig verdaut. Außerdem ist ein Mensch, der eilig seine Mahlzeiten einnimmt, nicht emotional zufrieden, weil er sich nicht vor oder während der Mahlzeit hingesetzt hat, um sich zu entspannen. Normalerweise soll das Gehirn dem Körper sagen, wann er zufrieden ist, aber im Falle einer schnellen Mahlzeit kann eine solche Kommunikation nicht gut vermittelt werden, was dazu führt, dass sich der Mensch kurz nach der Mahlzeit unzufrieden fühlt.

Schritt 2 – Sagen Sie jemandem, der Ihnen nahe steht, dass Sie beobachten, was Sie essen.

Sagen Sie Ihrem Freund, Partner oder Kollegen, dass Sie darauf achten, was Sie essen. Dies wird Ihnen zusätzliche Motivation in ihrer Anwesenheit geben, denn Sie werden immer an Ihr Engagement erinnert werden und sie werden Sie ermutigen, weiterzumachen.

Schritt 3 – Erstellen Sie eine massive Charge an grünen Tee und frieren Sie ihn ein.

Sie können möglicherweise nicht in der Lage sein, heißen grünen Tee zu trinken, wenn Sie in Eile sind. Jedoch können Sie einen Krug an grünen Tee in Ihrem Haus wünschen und ihn in Ihrer Gefriermaschine während der Nacht aufbewahren. Der erstaunliche Nutzen von grünen Tee ist, dass er reich an Antioxidantien und anderen Nährstoffen ist, die bei der Gewichtsabnahme und Appetitzügelung helfen.

Schritt 4 - Wenn Sie es vermasseln und vom Wagen fallen lassen, steigen Sie wieder ein.

Es hat keinen Sinn, die Stoffwechseldiät zu beginnen, wenn Sie nicht entschlossen sind, das Ziel zu erreichen. Versuchen Sie, Ihren Kühlschrank nicht zu füllen, wenn es das ist, was er braucht, damit Sie nicht die falschen Lebensmittel zur falschen Zeit essen. Analysieren Sie das Verhalten und die Fehler, die Sie in der Vergangenheit gemacht haben, und sagen Sie sich regelmäßig: „Das mache ich nicht noch einmal."

Schritt 5: Schalten Sie Ihr Telefon, Ihr Tablett und alle Kunstlichter 2 Stunden vor dem Schlafengehen aus.

Wie bereits erwähnt, bestimmt Licht den Stoffwechsel und auch die Schlafmenge, die unser Körper bekommt. Damit unser Körper gesund bleibt und Gewicht spart, benötigen wir eine Ruhezeit von 7-8 Stunden, aber die Elektrogeräte sollten ausgeschaltet werden. Wenn solche Geräte nicht abgeschaltet würden, würde dies bedeuten, dass dem Gehirn keine Zeit zum Entspannen gegeben wird, was zu unzureichendem Schlaf, übermäßigem Essen während des Tages und reduziertem Stoffwechsel führt.

Kapitel 3: Wichtigste Gebote, um Ihren perfekten Stoffwechsel zu aktivieren.

Achten Sie auf Ihre Zuckereinnahme

Wussten Sie, dass Zucker eine der süchtig machenden Substanzen der Welt ist und dass die Menschen Entzugserscheinungen erleben, ein Verlangen, wenn sie versuchen, aufzuhören? Der Drang, große Mengen an Zucker zu essen, ist nicht unbekannt. Zucker ist jedoch die direkte Ursache für viele gesundheitliche Beschwerden, wie z.B. Candida.

Candida ist eine Art Hefeinfektion, die jeden betreffen kann. Die meisten Menschen, die es haben, wissen nicht einmal, dass sie es haben und haben es seit Jahren. Sobald eine Person die Einnahme von Zucker einstellt, stirbt die Candida (die Probleme mit Haut, Gewicht, Verdauungsstörungen und Gehirnnebel verursacht) ab, und die Person fühlt sich viel besser. Es dauert ein paar Wochen, aber es passiert.

Die Bedeutung von Fette

Natürlich sind nicht alle Fette gleich stark. Ja, es gibt gute Fette. Überlegen Sie jedoch, ob es sich lohnt, es weiterhin regelmäßig zu essen. So stützt sich die Stoffwechselernährung stark auf Omega-3 und gesunde Fette, die in öligen Fischen wie Lachs enthalten sind.

Haben Sie schon einmal eine Pfanne entleert, nachdem Sie ein Steak gebraten haben und das Fett verfestigen lassen? Wenn ja, wissen Sie, was es ist, und es ist wirklich ekelhaft. Könnten Sie sich vorstellen, das zu trinken, es zu essen? Nein. Die Menschen erinnern sich jedoch nicht daran, dass es passiert, wenn sie konsequent tierische Fette, gesättigte Fette wie Butter und Cremes essen. Gesunde Fette, die aus Nüssen, öligem Fisch und Samen stammen, sind die Art von Fetten, die Sie in Ihrem Leben haben wollen.

Heilen Sie Ihren Darm

Morbus Crohn, Colitis, Reizdarmsyndrom sind nur einige Beispiele für Erkrankungen, die durch einen ungesunden Darm verursacht werden. Diese werden mit einer Epidemierate diagnostiziert. Die von diesen Krankheiten betroffenen Menschen haben enorme Auswirkungen auf ihr Leben, und diese Bedingungen sind mit enormen gesellschaftlichen Kosten verbunden. Es wird schwierig, ein gesundes Leben zu genießen.

Deshalb ist es natürlich von größter Bedeutung, dass wir hier mit dem Heilungsprozess beginnen. Zuerst müssen wir den Problembereich verstehen, also unser gesamtes Verdauungssystem. Die Verdauung beginnt aus dem Mund, gefolgt von der Speiseröhre, dem Magen, dem Dünndarm, dem Dickdarm, dem Rektum und endet am Anus. Der Schlauch verbindet alle diese Organe, von denen aus die Nahrung den sogenannten GI-Trakt oder den Magen-Darm-Trakt passiert.

Die gute Nachricht ist, dass wir den Darm heilen können, indem wir einfache Schritte unternehmen und ein paar Änderungen vornehmen, wie unten aufgeführt:

- **Entzündliche Lebensmittel und Toxine beseitigen:** Wir empfehlen, verarbeitete Lebensmittel, GVO, Getreide, Gluten, Zucker und Milchprodukte aus der Nahrung zu nehmen.

- **Stress abbauen:** Es wird schwierig, in unserem schnelllebigen Leben stressfrei zu sein. Wir empfehlen kleine Spaziergänge, Yoga, ausreichend Schlaf oder Meditation, um nur einige zu nennen.

- **Das Gleichgewicht der Darmbakterien wiederherstellen:** Nehmen Sie Probiotika und probiotisch reichhaltige Lebensmittel in Ihre Ernährung auf. Um nur einige zu nennen: Rohkäse, Sole-Oliven, Apfelessig, Kokosjoghurt, fermentiertes Gemüse wie Gurkengurken, Kimchi, usw.

Nahrungsmittelunverträglichkeiten

Die meisten Menschen sind sich nicht einmal bewusst, dass sie Nahrungsmittelunverträglichkeiten haben, bis die Schmerzen und Nebenwirkungen unerträglich werden. Die häufigsten Nahrungsmittelunverträglichkeiten sind Gluten, Milchprodukte und tierische Produkte. Weiterhin Lebensmittel zu essen, die wir intolerant sind, um dich auf lange Sicht extrem krank, aufgebläht und krank zu machen. Eine sehr hohe Priorität der Stoffwechseldiät ist, dass sie Sie davon abhält, Lebensmittel zu essen, die Ihr Körper nicht will, dass Sie essen.

Das schädliche Gewicht verlieren

Abgesehen davon, dass es unansehnlich und peinlich ist, überwältigt das Übergewicht das Rauchen als die häufigste Ursache für vermeidbare Todesfälle in den USA. Die Zahl, die ich erwartet hatte, sollte steigen. Diese Generation wird die erste sein, die weniger Zeit leben wird als ihre Eltern.

Diabetes wird heute bereits bei Kindern ab 5 Jahren diagnostiziert, Typ-2-Diabetes ist völlig vermeidbar und eine direkte Folge von Fettleibigkeit. Eine Person mit Typ-2-Diabetes wird im Durchschnitt 25 Jahre leben als eine Person, die es nicht hat, und ihre Lebensqualität wird dadurch stark beeinträchtigt.

Ja, es macht Spaß zu essen, und ja, ungesundes Essen schmeckt oft gut, aber am Ende ist es das nicht wert. Um sich zurückzuhalten und auf Ihrer Mission zu bleiben, könnten Sie eine ganze Menge verlieren.

Darüber hinaus steht Adipositas in direktem Zusammenhang mit Depressionen. Das heißt, es betrifft alle Facetten Ihres Lebens. Ihr Körper, Ihr Geist und auch Ihr Wohlbefinden sind in Stücke gerissen. Menschen, die an Fettleibigkeit leiden, begehen auch häufiger Selbstmord, und alle fettleibigen Menschen haben eine kürzere Lebensdauer als ihre normalen Gewichtskollegen.

Senkung von Entzündungen

Entzündungen sind etwas, das ein paar Dinge verursacht hat: Ernährung und Hormone. Eine Entzündung des Darms führt zu Wassereinlagerungen und bedeutet, dass wir unter Blähungen leiden. Dies kann sehr unangenehm sein und kann oft Ihre Lebensqualität beeinträchtigen.

Eine einfache Möglichkeit, Entzündungen zu reduzieren, besteht darin, mit Hilfe der Stoffwechseldiät zu verstehen, was die Entzündung verursacht und sich von ihr fernzuhalten. Es ist ziemlich einfach, wenn man sich auf diese Einschränkungen einlässt.

Schlechter Schlaf, Stress und ein Leben am Tablet oder Telefon

Licht spielt eine wesentliche Rolle im Schlaf unseres Körpers, und Stoffwechselsignale und einer der kritischsten Bereiche unseres Lebens ist der Schlaf. Um ein gesünderes Leben zu führen und Gewicht zu verlieren, müssen wir 7-8

Stunden am Tag schlafen. Einige der Dinge, die uns am Schlafen hindern, sind Geräte, die eine Überstimulation unserer Sinne verursachen und uns dazu bringen, nicht genügend Schlaf zu haben – was wiederum dazu führt, dass wir tagsüber mehr essen und unser Stoffwechsel langsamer funktioniert.

Die Bedeutung von Nährstoffen

Die meisten Menschen wissen nicht einmal, was Nährstoffe sind, egal, ob sie einen Mangel haben oder nicht. Wenn Ihr Körper an Nährstoffen und Elektrolyten erschöpft ist, dann funktioniert er nicht. Ihr Stoffwechsel funktioniert nicht richtig, weil Ihre Zellen nicht repariert werden können, sie sind zu sehr damit beschäftigt, all den Schaden, den Sie sich selbst zufügen, auszugleichen, indem sie an den notwendigen Nährstoffen wie Kalium, Vitamin D, die für unseren Körper sehr wichtig sind, verbraucht werden.

Wasser, Wasser, Wasser, Wasser

Hydratisiert zu bleiben ist das beste Geschenk, das Sie Ihrem Körper machen können. Es hält nicht nur den Darm flexibel und funktionierend, sondern ermöglicht auch eine natürliche Bewegung der Nahrung durch den gesamten GI-Trakt. Das Institut für Medizin empfiehlt, täglich 9 Tassen (2,2 Liter) Wasser als Frau und 13 Tassen (3 Liter) als Mann zu trinken.

Inmitten unserer vollen Terminkalender vergessen wir oft, Wasser zu trinken. Sie können das ändern, indem Sie eine Wasserflasche herumtragen, Wasser vor jeder Mahlzeit trinken, nach dem Sport trinken, usw. Sie können Ihr Wasser auch essen, indem Sie Lebensmittel mit einem höheren Wassergehalt konsumieren, z.B. Gurken, Zucchinis, Tomaten, Ananas, Wassermelone, Erdbeeren, usw.

Putzen Sie Ihre Zähne nach den Mahlzeiten!

Das Zähneputzen nach den Mahlzeiten und die Verwendung von Mundwasser wird dazu beitragen, dass Sie zwischen den Mahlzeiten (besonders nach dem Hauptmahlzeit) nicht nach Snacks greifen können, eine korrekte Zahnputzarbeit hinterlässt den Minzgeschmack im Mund und Sie werden nach dem Abendessen keine Kartoffelchips mehr zu sich nehmen wollen.

Effizienter trainieren

Setzen Sie sich keine unrealistischen Ziele wie ein 4-stündiges Training jeden Tag, beginnen Sie langsam. Finden Sie Dinge, die in Ihrem Zeitplan als Arbeiter, Mutter, Frau passen. Versuchen Sie es einfach nur zu Fuß zur Arbeit zu gehen oder ein paar Haltestellen früher aus dem Bus zu steigen.

Wenn Sie sich ein unerreichbares Ziel setzen, brechen Sie es und übernehmen möglicherweise das berühmte Mantra. „Okay, ich habe meine Ernährung durcheinander gebracht, ich könnte genauso gut alles vergessen." Das ist eine gefährliche Art zu denken und glauben Sie mir, es wird Sie nicht sehr weit bringen und Sie fühlen sich wie ein ständiger Misserfolg. Laden Sie eine Fitness-App herunter, um zu überwachen, wie viele Schritte Sie pro Tag machen. Viele Amerikaner gehen nur 1000 Schritte pro Tag und versuchen, diese auf 4000 zu erhöhen. Sie werden langfristig Ergebnisse sehen.

Die Stoffwechseldiät betont auch, dass das, was bei jemand anderem funktioniert hat, bei Ihnen möglicherweise nicht funktioniert. Daher muss Ihre Bewegung, wie die Ernährung, auf Ihre Bedürfnisse, Ihren Körper und Ihre Fähigkeiten als Person zugeschnitten sein.

KAPITEL 4: EINFACHE ENTGIFTUNGSANLEITUNGEN

Bedeutung von Entgiftung

Entgiftung ist ein Wort, das viel herumgeworfen wird. Entgiftungstees, Entgiftungs-Retreats, usw. Aber was bedeutet das? Es ist ein Prozess, um giftige oder ungesunde Substanzen loszuwerden (sprich: Lebensmittel und auch Gewohnheiten). Dabei versuchen Sie, auf alles zu verzichten, was die Bildung von Giftstoffen im Körper fördert.

Der Zweck ist es, den Verdauungsorganen zu helfen, Giftstoffe zu metabolisieren und aus unserem System zu spülen. Dies kann erreicht werden, indem wir die Toxine, die wir unnötigerweise täglich in unseren Körper einbringen, senken und Nährstoffe aufnehmen, die für das reibungslose Funktionieren des Körpers erforderlich sind.

Wie kann ich erkennen, ob mein Körper eine Entgiftung braucht?

Es gibt keinen Test, um zu sehen, ob Sie eine Entgiftung durchführen müssen. Werfen Sie einen Blick auf alle Symptome unten. Wenn Sie mehr als 4 davon haben, sollten Sie Ihren Körper entgiften.

- Beschichtete Zunge mit weißen Bakterien und ein fauelr Atem
- Zurückhaltung von Flüssigkeiten im Körper oder verstopfte Nebenhöhlen
- Erhöhtes Bauch- oder viszerales Fett
- Regelmäßiges ungesundes Verlangen und Probleme im Zusammenhang mit dem Blutzuckerspiegel
- Problematische Gallenblase und Fehlen der Gallenblase (wenn Sie sie entfernen lassen haben)
- Blähungen im Bauchraum
- Übermäßiges Schwitzen/Erwärmung des Körpers

- Beständigkeit gegen Gewichtsverlust
- Akne, Rosacea, juckende Haut
- Aufwachen nach einem müden, ausreichenden Schlaf
- Häufige Stimmungsschwankungen
- Autoimmunerkrankungen
- Multiple chemische Empfindlichkeit alias Idiopathische Umweltunverträglichkeiten (I.E.I.) - schwindlig werden durch Alkoholkonsum oder Angst vor riechenden Düften.
- Schlaflosigkeit oder/und leichtes Aufwachen gegen 1-4 Uhr morgens.

Leitfaden und Diagramme, die Ihnen helfen, den richtigen Weg zu finden.

Legen Sie ein Datum fest, an dem Sie mit der Entgiftung beginnen und überwachen Sie jeden Tag, wie Sie sich fühlen. Entgiftung kann leicht und sogar angenehm sein, und für einige, kann es zu Kopfschmerzen, Stimmungsschwankungen und Verdauungsprobleme führen. Entgiftung ist eine unglaublich persönliche Erfahrung, und sie sollte als solche behandelt werden.

Passen Sie es persönlich an

Nicht jeder will entgiften, um ein bestimmtes Gewicht auf der Waage zu erreichen. Viele wollen nur Krankheiten loswerden, die sie schon lange plagen, wie Hautkrankheiten, Depressionen, usw. Deshalb ist es wichtig, die Entgiftung auf Sie und Ihre Bedürfnisse abzustimmen.

Eine Person, die mit ihrem Gewicht zufrieden ist, aber an einer chronischen Krankheit leidet, muss nicht den gleichen Entgiftungsplan befolgen wie jemand mit einem BMI von 40 (BMI- Body Mass Index; es ist Ihr Gewicht in Kilogramm über Ihrer Körpergröße in Quadratmetern). Ein BMI von 18,5-24,9 deutet auf ein Normalgewicht hin. Jeder über 30 ist fettleibig.

Ihr Alter ist auch eine wichtige Sache, die Sie berücksichtigen sollten, wenn Sie über Entgiftung nachdenken. Das Alter beeinflusst alles, besonders unseren Stoffwechsel, und die Generation muss ein sehr wichtiger Faktor sein, wenn es darum geht, welchen Ansatz man zur Entgiftung wählen sollte und welcher am besten geeignet und relevant ist.

Es gibt viele Entgiftungspläne, die heute verfügbar sind, und jeder zielt auf einen bestimmten Problembereich ab. Wir werden nicht ausführlich darüber sprechen, aber es gibt ein paar einfache Möglichkeiten, die Ihnen helfen können, zu Hause zu entgiften und es zu einem Teil Ihres Lebensstils zu machen.

- **Trinken Sie grünen Tee:** Aufgrund der im grünen Tee enthaltenen Antioxidantien hilft es nicht nur bei der Fettverbrennung, sondern auch bei der Stärkung des Immunsystems. Er verbessert den Stoffwechsel und spült Giftstoffe aus dem Körper aus.

- **Essen Sie rohes Gemüse:** Einige wenige Gemüsearten enthalten Schwefel, der der Leber auf natürliche Weise hilft, Giftstoffe abzutransportieren. Das sind Kohl, Grünkohl, Karotten, Brokkoli, Rüben, Rosenkohl, um nur einige zu nennen. Wenn Sie sie nicht gerne roh essen, können Sie sie auch mit Saft oder Smoothies zubereiten.

- **Fügen Sie Omega-3-reiche Lebensmittel hinzu:** Omega-3-Fettnahrungsmittel helfen bei der Schmierung der Darmwand und enthalten Fettsäuren, die das reibungslose Funktionieren der Leber unterstützen. Dies hilft dem Körper bei der Beseitigung von Giftstoffen aus dem Körper. Einige Beispiele sind: Avocadoöl, Walnussöl, Fischöl. Olivenöl, Leinsamenöl.

- **Vermeiden Sie Stärke und Zucker in Ihrer Ernährung:** Diese Lebensmittel führen zur Bildung von Giftstoffen im Körper. Sie verursachen viele Krankheiten und beeinträchtigen schlecht die Immunität des Körpers. Sie sollten kohlenhydratreiche Lebensmittel wie Kartoffeln, Kürbisse, Süßkartoffeln, Süßkartoffeln, Mais, usw. vermeiden.

- **Bewegung:** Dies hilft nicht nur, das Herz und die Lunge gesund zu halten, sondern auch, Giftstoffe aus dem Körper zu entfernen. Je mehr Sie trainieren, desto mehr spüren Sie das Bedürfnis, Ihren Körper mit Feuchtigkeit zu versorgen. Die Wasseraufnahme hilft den Nieren, besser zu funktionieren und Giftstoffe schnell loszuwerden. Bewegung hilft bei der korrekten Funktion des Verdauungssystems.

KAPITEL 5: ESSEN UND REINIGEN ZUR GLEICHEN ZEIT.

Bedeutung der Einbeziehung der richtigen Lebensmittel in Ihren Plan

Die in Kapitel 4 genannten Lebensmittel, die zu vermeiden und aufzunehmen sind, sind eine schnell wirkende Möglichkeit, die Entgiftung in Gang zu setzen. Wir haben bewusst Lebensmittel empfohlen, die leicht zu finden sind und auch die Geschmacksnerven nicht enttäuschen.

Köstliche & gesunde fettverbrennende Mahlzeiten

Wussten Sie, dass Gewürze einer der natürlichen Fettverbrenner der Welt sind? Die Zugabe zu einem einfachen, gesunden Gericht macht es nicht nur angenehm zu essen, sondern hilft auch bei der Fettverbrennung.

Hier sind einige Beispiele:

Brokkoli und Eier: Dies ist eine einfache Mahlzeit zum Frühstück, die nicht viel Zeit in Anspruch nimmt, aber Ihren Körper gesund und zufrieden hält. Mit nur 30 Kalorien pro Portion Brokkoli sind Sie sicher, dass Sie mit Ballaststoffen gefüllt sind. Die Eier hingegen kontrollieren Ihren Appetit, um diese unerwünschten Begierden abzuwehren.

Würzen Sie alles mit rotem Pfeffer! Erinnern Sie sich an diese Diät, bei der alle Limonade und Cayennepfeffer tranken? Ja, es war dumm, aber der Cayennepfeffer ist ein toller Fatburner. Wenn Sie Cayenne-Pfeffer zu einem Lachs- und Gemüsegericht hinzufügen, werden Sie ein effektives Mittel erhalten und Fett verbrennen, während Sie vollkommen satt werden.

Wann sollte man essen, um die Entgiftung zu intensivieren?

Ideal ist es, morgens nach 30 Minuten Training zu essen. Aufwachen und Wasser trinken, dem Körper erlauben, das für einige Zeit aufzunehmen und dann den Tag mit einem entgiftenden Smoothie zu beginnen, ist es, was man braucht, um morgens die Dinge „in Schwung zu bringen".

Ein spätes Abendessen zu essen ist keine gute Idee. Wie bereits erwähnt, ist ein ausreichender Schlaf unerlässlich, damit der Körper stressfrei bleibt. Das späte Essen verursacht nicht nur Schlafstörungen, sondern gibt auch falsche Signale an den Körper. Das Essen von schweren Mahlzeiten spät in der Nacht macht die Organisation glauben, dass ein Mangel an Nahrung erwartet wird und daher beginnt es, Fett zu speichern. Dieser Körper versucht, hart zu arbeiten, um die Nahrung zu verdauen, wodurch der Schlaf beeinträchtigt wird. Der Körper bekommt keine ausreichende Ruhe, was uns am nächsten Tag emotional instabil macht, was zu ungesundem Verlangen und so weiter führt. Es ist ein Zyklus, und deshalb müssen wir mit dem ersten Schritt beginnen. Das Abendessen sollte immer 2-3 Stunden vor dem Schlafengehen oder bevor Sie sich für die Nacht niederlassen, stattfinden.

Kapitel 6: 10 Minuten alternatives Training. Zwei Wochen Plan und was zu essen ist.

Wie sollte Ihre Einkaufsliste aussehen?

Ihre Einkaufsliste sollte Gewürze, Basilikum, Zimt (sehr wichtig zur Reduzierung von Entzündungen), Gemüse, Blattgemüse, Nüsse (alle Arten), Lachs, Sardinen, Kokosöl, usw. enthalten.

10-Minuten-Fettverbrennungstrainingsplan und 2-Wochen-Diätplan

Während wir verstehen, dass alle Körper unterschiedlich sind und jeder eine andere Stoffwechselrate hat, haben wir Trainingspläne entwickelt, die für alle geeignet sind. Die Idee ist, diese in Ihr tägliches Training zu integrieren. Einige von Ihnen könnten mit Ihrem Körper glücklich sein, nachdem Sie nur für ein paar Minuten trainiert haben, während einige von Ihnen vielleicht auch nach langen Stunden des Trainings nicht zufrieden sind. Die Idee hinter diesem Trainingsplan ist es, Ihnen den Einstieg zu erleichtern. Sie können die Zeit schrittweise und schließlich ändern, je nachdem, wie Ihr Körper auf das Training reagiert. Wir empfehlen, dem Training jede Woche zusätzliche 2-5 Minuten langsam hinzuzufügen. Dies wird Ihnen nicht nur helfen, Ihre Kraft zu steigern, sondern auch Ihren Stoffwechsel zu verbessern. Wir empfehlen, dass Sie zu keinem Zeitpunkt mit dem Training ganz aufhören. Bewegung baut Stress ab und entlastet die Belastung, je einfacher es ist, diese zusätzlichen Pfunde fernzuhalten.

Hier sind ein paar Tipps für einen 10-minütigen Trainingsplan:

Liegestütz aus der Kniebeuge

Das Schmelzen überschüssiger Kalorien kann so schnell sein, wie das Ausprobieren einiger Cardio-Routinen. Probieren

Sie Keli Roberts' (Macher von *10-Minuten Cardio Kick Box*) aufpumpendes Cardio-Workout aus. Innerhalb von 10 Minuten haben Sie 150 Kalorien verbrannt.

Springseil

Dauer: ca. zwei Minuten.

Beginnen Sie mit einem Sprung zweimal pro Umdrehung; achten Sie darauf, dass Sie sanft auf Fußballen landen.

Liegestütz aus der Kniebeuge

Dauer: zwischen der zweiten und dritten Minute. Stehen Sie mit den Armen an der Seite und den Füßen auseinander. Knien Sie sich hin und nehmen Sie Ihre Hände neben Ihren Füßen auf den Boden. Mit Beinen in Pose springen. Hüpfen Sie mit den Füßen zur Handfläche. Hüpfen Sie, während Sie mit den Fingerspitzen nach der Decke greifen und wiederholen Sie den Vorgang.

Liegestütz aus der Kniebeuge mit Seitenbrett

Springseil

Dauer: zwischen der dritten und vierten Minute.

Springen Sie einmal pro Runde.

Liegestütz aus der Kniebeuge mit Seitenbrett

Dauer: Das dauert zwischen vier und fünf Minuten.

Wiederholen Sie in den Minuten zwei bis drei. Nach Abschluss des Liegestützes bewegen Sie jedoch Ihr Körpergewicht auf die rechte Hand und den rechten Außenfuß. Drehen Sie Ihren Körper nach rechts und strecken Sie Ihren linken Arm senkrecht nach oben, während Sie die Hüften hochhalten. Kehren Sie zur Mitte zurück und wiederholen Sie die Routine für die linke Seite. Um zu beginnen, hüpfen Sie mit den Füßen zurück und springen Sie hoch. Wiederholen Sie den Vorgang.

Liegestütz aus der Kniebeuge mit Beinhebern

Springseil

Dauer: zwischen Minuten fünf und sechs.

Springen Sie einmal pro Runde.

Liegestütz aus der Kniebeuge mit Beinhebern

Dauer: zwischen Minute sechs und sieben.

Wiederholen Sie in Minuten zwei bis drei. Wenn die Liegestütz abgeschlossen ist, heben Sie das linke Bein um einen Fuß an. Linkes Unterschenkel nach unten und wiederholen mit dem rechten. Springen Sie hoch. Wiederholen Sie die Routine.

Liegestütz aus der Kniebeuge mit Bergsteigern

Springseil

Dauer: zwischen Minute sieben und acht.

Springen Sie einmal pro Runde.

Liegestütz aus der Kniebeuge mit Bergsteigern

Dauer: zwischen acht und neun Minuten.

Wiederholen Sie in den Minuten zwei bis drei. Wenn Sie den Liegestütz vollendet haben, hüpfen Sie mit dem rechten Fuß unter Ihren Hüften auf den Boden und hüpfen dann mit dem Fuß nach hinten, wobei Sie das Bein hinter sich strecken. Bringen Sie den linken Fuß nach vorne. Während Sie die Seiten wechseln, absolvieren Sie 5 Sprünge auf jedem Bein. Hochspringen. Wiederholen Sie die Routine.

Springseil

Dauer: Minuten neun bis zehn.

Springen Sie einmal pro Runde.

Hier sind ein paar Tipps zur Fettverbrennung beim Tonisieren und Definieren Ihrer Bauchmuskeln und Ihrer Bauchmitte.

Dieses zehnminütige Training hilft nicht nur bei der Straffung, sondern auch beim Abbau von Bauchfett, bei der Definition von Bauchmuskeln und der Stärkung des Rumpfes. Das Durchführen von Kernübungen in hochintensiven Intervallen gibt Ihnen im Handumdrehen perfekte Bauchmuskeln. Bereiten Sie sich darauf vor, die Bauchmuskeln zu verbrennen. Erwarten Sie gute Ergebnisse und ändern Sie Ihren Lebensstil mit der Art und Weise, wie Sie essen, aussehen und sich fühlen.

Benötigte Ausrüstung: Yogamatte und ein Zeitnehmer

Was zu tun ist: Führen Sie die Übung 25 Sekunden lang durch und ruhen Sie sich jeweils zwölf Sekunden lang nach Abschluss eines Zyklus aus. Für beste Ergebnisse wiederholen Sie dieses Training dreimal pro Woche. Sie können nach Videos im Netz suchen, um die richtige Trainingsmethode zu wissen.

Herausforderung: Durchführung des fettverbrennenden Workouts bei gleichzeitiger Durchführung des Stoffwechselplans

Schließen Sie 1 Runde der Zyklen 1 - 5 ab.

Zyklus 1: Führen Sie Unterarmstütz aus.

Zyklus 2: Führen Sie Unterarmstütz und Zehenberühren aus.

Zyklus 3: Führen Sie Unterarmstütz, Zehenberühren und Unterarmstütz aus.

Zyklus 4: Führen Sie Unterarmstütz, Zehenberühren, Sprünge aus dem Unterarmstütz wieder durch und machen Sie dann das Training für den unteren Bauch und Hüftenheben.

Zyklus 5: Wiederholen Sie Zyklus 4 und fügen Sie am Ende einen Sprungstoß aus der Kniebeuge hinzu.

Warum ist es in Ordnung, mit 10-minütigen Trainingseinheiten zu beginnen?

Entgegen der landläufigen Meinung funktionieren diese 10-minütigen Trainingseinheiten tatsächlich und liefern die gewünschten Ergebnisse. Wir empfehlen Ihnen, es morgens zu tun, um die besten Ergebnisse zu erzielen. Lassen Sie uns ein wenig darüber erklären, wie und warum diese Trainings besser sind als keine Bewegung oder längere Trainingseinheiten.

Machbar

Diese sind leicht zu bejahen. Die mentale Blockade, die Sie davon abhält, an einem Aerobic-Kurs teilzunehmen oder an einem Lauf am frühen Morgen teilzunehmen, über den Sie immer wieder zögern, wird beseitigt. Sie finden weniger Ausreden, um ein 10-minütiges Training abzubrechen, daher ist es eine perfekte Möglichkeit, um Anfängern den Start zu erleichtern. Diese 10-minütigen Workouts sind für Personen mit hohem Terminkalender überschaubar.

Ermöglicht es Ihnen, sich dem Ziel zu verpflichten.

Sobald Sie mit der Routine vertraut sind, beginnen Sie zu erkennen, wie gut Sie sich beim Training fühlen. Es ist keine zusätzliche Aktivität mehr. Es wird Teil deines Lebensstils, und Sie scheuen sich nicht, zusätzliche Anstrengungen zu unternehmen. Einige von Ihnen könnten am Ende ein paar weitere Minuten zum Training hinzufügen, während einige von Ihnen endlich für diesen Lauf am frühen Morgen gehen oder eine andere körperliche Aktivität ausüben, die Ihre Fantasie beflügelt.

Diese Trainingseinheiten sind genauso effektiv.

Die kurzen Übungen sind besser, weil sie Sie im Vergleich zu einem längeren Training, bei dem Sie nur schlampig sind und nach Pausen suchen, konzentrieren. Wir empfehlen den Morgen als die perfekte Zeit, um diese Übungen zu machen, da sie Ihnen ein Gefühl der Erfrischung und Energie geben, was eine höhere Chance für Sie bietet, während des Tages bessere Entscheidungen zu treffen.

Verbesserte Konsistenz

Der wichtigste Faktor, der den Erfolg eines jeden Trainingsplans bestimmt, ist die Konsistenz. Wir fangen alle motiviert an, und wenn die Tage vergehen und die Aufregung vergeht, finden wir Ausreden und gehen zurück zu alten Wegen. Mit 10-minütigen Trainingseinheiten ist es schwierig, Ausreden zu finden und sie schnell zu verwerfen. Jeder hat diese Art von Zeit an seinem Tag, um auf einen gesunden Körper und Geist hinzuarbeiten. Es ist effizienter als lange Stunden des Trainings, die nur ein paar Mal im Monat stattfinden, weil es einfacher ist, jeden Tag 10 Minuten lang zu trainieren.

Was wir wirklich brauchen, ist eine effektive Gewichtsabnahme, die auch nachhaltig ist. Dies ist nicht für eine Woche oder einen Monat; dies ist eine Änderung des Lebensstils, die, wenn sie richtig befolgt wird, jeden Wunsch, zu alten Wegen zurückzukehren, fernhält.

Kapitel 7: Woher weiß ich, ob die Dinge funktionieren?

Was können Sie erwarten?

Die Antwort ist ziemlich einfach: Während der Entgiftung fühlen Sie sich heruntergekommen, unwohl und typischerweise müde, mit einer schwachen Stimmung, Kopfschmerzen und etwas Gehirnnebel. Dieser wird bei etwa 10-14 Tagen seinen Höhepunkt erreichen und dann mit der Zeit sinken. Dies hängt natürlich davon ab, wie viele Toxine Sie in Ihrem Körper hatten, wie alt Sie sind und wie Ihr Stoffwechsel und Ihre allgemeine Gesundheit insgesamt sind, es gibt keine Antwort auf diese Frage. Mit der Zeit werden Sie jedoch die Zeichen Ihres Körpers besser erkennen, wann Sie eine Entgiftung weiter vorantreiben und wann Sie eine Pause einlegen sollten.

Wahrheit über Entgiftung

Es gibt keine Einheitsgröße für alle Ansätze, wenn ja, dann gäbe es keine Fettleibigkeit in der Welt. Ihr Körper wird das Reden übernehmen, und Sie werden auf seine Nuancen und Wege hören und mit ihm zusammenarbeiten müssen. Entgiftung ist nicht für immer, es ist etwas, das ein paar Monate dauert, und dann können Sie anfangen, ein sauberes, gesundes und langes Leben zu führen. Entgiftung ist nicht etwas, das Ihr Leben vollständig einnehmen muss. Es wird jedoch empfohlen, sich eine Auszeit von der Arbeit oder der Schule zu nehmen, damit Sie Ihre Zeit der Genesung widmen können und sich nicht durch andere Dinge ablenken lassen.

KAPITEL 8: WIE IHR KÖRPER ANTWORTET, WAS ER WILL, WAS SIE REGELMÄßIG TUN SOLLEN.

Tipps für einen langfristigen Erfolg mit der Gewichtsabnahme

Die Gewichtsabnahme ist kein besonders schwieriger Prozess. Wenn Sie in ein Kleid schlank werden wollen, dann wird das Essen von nichts als gekochtem Kohl für eine Woche einige gute Ergebnisse bringen. Deshalb sind die Cover aller Hochglanzmagazine mit Schlagzeilen „10 Pfund fett verlieren in einer Woche" und „Beyoncés 20-Pfund-Gewichtsverlust vor ihrer Performance in Dream Girls" ausgestattet. Das ist durchaus möglich: Es gibt keine harte Wissenschaft, um den Nährstoffhaushalt zu verhungern und ein Defizit zu schaffen. Das einzige Problem ist, dass sich das Pendel, das in Richtung Gewichtsabnahme schwingt, schnell zurückdreht und die Person, die das Gewicht verloren hat, mit mehr Gewicht zurücklässt, als sie begonnen hat, und einen Zyklus der Jojo-Diät beginnt, der ein Zyklus ist, in dem viele Menschen festsitzen.

Ein paar Pfund in einer Woche oder sogar ein paar Tage zu verlieren, ist durchaus möglich, man muss nur viel weniger in seinen Körper stecken, akuten Hunger leiden und eine abnormale Menge an Bewegung ausdrücken. Das ist nicht gesund.

Langfristige Gewichtsabnahme kommt, wenn Menschen einen Blick auf sich selbst ernst nehmen, sehen, was ihre tatsächlichen Fähigkeiten und Kapazitäten sind, was sie tun können und was sie nicht können. Eine unerreichbare Voraussetzung in einer Ernährung, z.B. 20 km pro Tag zu Fuß zu gehen und eine Nahrungsart auszuschalten, auf die man sich stark verlassen kann.

Gewichtsabnahme ist nur der Anfang der gesamten Reise; man kann es sich vorstellen, ich nehme an, wie die Geburt der Person, und dann der Rest der Fahrt ist sie aufwachsen, lernen, ändern, ändern, ändern und sich vorwärts und weg von den Fehlern, die sie in der Vergangenheit gemacht haben. In aller Wahrheit wurde das Gewicht nie über Nacht oder durch eine Woche des Übergenusses zugenommen. Es kriecht mit der Zeit weiter. Ja, natürlich gibt es einige Gesundheitsfaktoren, die natürlich das Gewicht eines Menschen beeinflussen können, aber das ist selten der Grund, warum Menschen übergewichtig sind.

Nach langem Studium hatten die Wissenschaftler das Gefühl, das „Fettgen" gefunden zu haben, aber das taten sie nicht. Es ist wahr, dass Fettleibigkeit in Familien vorkommt, aber es ist eine natürliche Annahme zu sagen, dass das Verhalten, das die Eltern von ihren Eltern gelernt haben, es an das Kind weitergegeben hat und der Zyklus der Fettleibigkeit andauert.

Adipositas soll eine Krise unserer Generation sein, von der erwartet wird, dass sie weniger lebt als ihre Eltern, was das erste Mal in der Geschichte ist, dass dies geschieht. Wir haben nicht die Mittel, um damit umzugehen und uns damit auseinanderzusetzen. Adipositasbedingte Krankheiten kosten jede Regierung Millionen oder Milliarden von Dollar pro Jahr in der Pflege. Vorbeugende Pflege und Wissen waren nicht die Haltung, die eingenommen wurde. Das bedeutet, dass es an dem Einzelnen selbst liegt, dafür zu sorgen, dass sein Gewichtsverlust langfristig ist und dass er nicht zu einer Jojo-Diät führen muss, die seinen Stoffwechsel und Körper unwiderruflich ruiniert.

Hier sind einige Tipps für die langfristige Gewichtsabnahme

Erweitern Sie Ihre Geschmacksnerven.

Kaufen Sie jedes Mal, wenn Sie in den Supermarkt gehen, etwas, das Sie normalerweise nicht kaufen würden, und probieren Sie es aus. Wenn Sie Ihrer Ernährung neue gesunde Lebensmittel hinzufügen, haben Sie gesündere Entscheidungen zu treffen, wenn Sie unterwegs essen und auch mit Freunden auswärts essen. Außerdem verbringen Sie mit der Zeit weniger Zeit im Supermarkt, sodass Sie eine kurze Liste der Artikel haben, die Sie kaufen möchten.

Gehen Sie niemals mit leerem Magen einkaufen.

Auf nüchternen Magen einkaufen zu gehen ist wie die Wasserfontäne in der Mitte der Wüste. Sie werden schlechte Entscheidungen und Snacks beim Einkaufen treffen. Erstellen Sie stattdessen eine Liste auf Ihrem Handy, hören Sie sich Ihren Lieblings-Podcast an und gehen Sie herum, während Sie vorsichtig und umsichtig Ihre Einkäufe tätigen, anstatt Ihren Warenkorb mit kalorienreichem, nährstoffarmem „Quick Fix"-Essen zu beladen, das Ihre Hungersnöte sofort beantwortet.

Um diese Idee auf einen anderes Level zu bringen: Gehen Sie überhaupt nicht in einen Supermarkt.

Machen Sie alle Ihre Lebensmitteleinkäufe online. Nur so können Sie garantieren, dass Sie nie von Ihrer Liste abweichen, während Sie unterwegs sind oder durch Produktplazierung versucht werden. Ihre Tasche und Ihre Taille werden es Ihnen danken. Durch das Einkaufen von Lebensmitteln im Internet ändern Sie Ihre gesamte Einstellung dazu, wie Sie das Essen betrachten. Essen ist da, um es zu genießen, Essen ist auch etwas, das man in einem sozialen Kontext erleben kann, aber das Essen ist letztendlich Treibstoff. Wenn Sie den Umgang mit Lebensmitteln ändern, werden Sie feststellen, dass Sie keinen Diesel in Ihr Benzinauto und keinen Müll in Ihren Körper geben können.

Wie oft sollte ich entgiften?

Dies ist eine unglaublich einzigartige Frage, die ganz von Ihnen abhängt. Übliche Anzeichen für einen Entgiftungsbedarf sind das Wiederauftreten chronischer Krankheiten, Candida und ein Gefühl von Hirnnebel, begleitet von Verdauungsproblemen wie Verstopfung. Sobald Sie eine oder zwei Entgiftungen durchgeführt haben, werden Sie sich fühlen, wenn Sie Ihre nächste durchführen müssen. Das Entgiften muss nicht unbedingt etwas sein, vor dem Sie sich fürchten. Oft ist es nur ein Teil Ihrer Routine, etwa alle paar Monate die Schränke in der Küche aufzuräumen.

Verstopfung und Wiederaufstehen ist eines der klassischen Anzeichen dafür, dass Sie möglicherweise Entgiftung und auch Hautprobleme wie Akne oder Psoriasis benötigen, die sich verschlimmern oder zurückkehren. Wenn wir eine Entgiftung machen müssen, wissen wir oft, dass es etwas ist, was passieren muss. Wir fühlen uns träge, alte Symptome kehren zurück und Ihr Körper fühlt, dass es an seinem regelmäßigen „Zurücksetzen" liegt. Dies muss keine Zeit zum Fürchten sein. man muss sich immer an das unglaubliche Gefühl erinnern, das man nach einer Entgiftung empfindet: sauber, klar und aufgeschlossen!

Muss ich auf meine Lieblingsspeisen, Alkohol, Kaffee, Fast-Food verzichten?

Dies ist von Person zu Person unterschiedlich. Die gesamte Herangehensweise an die Stoffwechseldiät berücksichtigt jeden Menschen und sein individuelles Selbst. Alkohol ist stark schädlich für die Gewichtsabnahme und Alkoholkonsum hat enorme Vorteile für Ihren

Lebensunterhalt. Darüber hinaus verursacht Alkohol Entzündungen. Wenn Ihr Körper Alkohol aufnimmt, schwillt er an und speichert mehr Wasser, was es am Tag nach einer Nacht in der Stadt ziemlich unangenehm macht. Alkoholexzesse sind in vielerlei Hinsicht schrecklich. Es verursacht nicht nur schwere Leberschäden, sondern senkt auch die Versuchung, verantwortungslos zu essen.

Alkohol entwässert den Körper, egal welches Getränk er verursacht, unstillbaren Appetit und Durst. Starker Alkoholkonsum hat keinen Platz in einer Entgiftungsdiät, da die Leber sich nicht vollständig erholen und reinigen kann, während sie versucht, den Alkohol abzubauen. Die Leber ist ein sehr widerstandsfähiges Organ, das Alkohol gut umsetzt. Wenn Sie jedoch eine Pause vom Trinken einlegen, wird die Leber zu einem guten Organ. Wenn Sie sich für ein oder zwei Getränke entscheiden, achten Sie darauf, dass Sie Ihr Lebersystem am nächsten Tag mit Zitronenwasser ausspülen. Dies ist der beste Weg, um die Reinigung der Leber zu beschleunigen.

Wenn Sie gefragt werden, ob Sie auf Ihr Lieblingsessen verzichten müssen, um sich zu entgiften, lautet die Antwort: Es kommt darauf an, was dein Lieblingsessen ist. Wenn Ihr Lieblingsessen etwas ist, das Ihr Körper nicht verstoffwechseln kann und das chronische Probleme verursacht, dann würde das vernünftige und freundliche Tun, das Sie sich selbst antun, darauf verzichten.

Kaffee ist eine andere, die die meisten Menschen sehr schwer finden. Kaffee ist ein weiteres Getränk, das uns entwässert und stark abhängig macht. Menschen, die den Kaffee aufgeben, leiden unter Spannungskopfschmerzen, extremer Müdigkeit, Stimmungsschwankungen und Verwirrung. Symptome, die auftreten, wenn Patienten ein Leben lang die Wahl zwischen Drogen und Alkohol aufgeben. Kaffee ist in Maßen gesund und für den Stoffwechsel ist keine Diät-Entgiftung erforderlich.

Wenn ich gefragt werde, ob es nötig ist, auf Fast Food zu verzichten, möchte ich fragen: Was ist Fast Food? Fast Food ist ein Frankenstein-Produkt, das in einer Fabrik ähnlich Ihrem Telefon hergestellt wurde, die Sie in der Hand halten.

Es wird in einer Montagelinie ähnlich Ihrer Kleidung zusammengebaut, versendet, verpackt und an ein Franchise-Unternehmen in Ihrer Nähe gesendet. Die Liste der Zutaten in Fast Food ist für die meisten Köche unverständlich. Ja, die Leute sind sich jetzt bewusster und sie wissen, dass Artikel wie „fruktosehaltiger" Maissirup falsch sind, aber das ist nur ein Bestandteil von Fast Food.

Fast Food beruht in hohem Maße auf der Verwendung billiger, wiederverwendbarer Fette zum Braten von Burgern, Hähnchen und Pommes. Dieses Öl ist immer das billigste auf dem Markt erhältliche Öl und wird in einer Menge verwendet, die der Körper nicht gewohnt ist, zu verdauen. Viele Menschen glauben, dass Fast Food nur eine Lebenseinstellung ist. Schnelles Leben, schnelle Autos, schnelle Entscheidungen, Fast Food. Das muss nicht so sein. Fast Food ändert sich, und es werden ständig gesunde Salatbars geöffnet, die abwechslungsreiche, schmackhafte und gesunde Alternativen zu gebratenen Nuggets und Pommes bieten. Fast Food im herkömmlichen Sinne befriedigt Sie nicht einmal länger als eine Stunde, sodass Sie schon nach kurzer Zeit Lust auf mehr haben. Durch den

Wechsel von Fast Food für Ihre Mittagspause zu einer hausgemachten Mahlzeit oder etwas aus der Salatbar sparen Sie Tausende von Dollar an Bargeld und Pfund von Ihrer Taille.

Verliere ich während der Entgiftung Gewicht?

Das hängt davon ab, wie das Ziel der Entgiftung war und wie Ihre Ernährung vor der Entgiftung aussah. Wenn Ihre Diät ein kurzer Stapel für Frühstück, McMuffin und einen Snack und dann Pizza zum Abendessen war, dann ja, natürlich, werden Sie Gewicht auf eine Entgiftungsdiät verlieren, weil Sie einen enormen Teil Ihrer täglichen Fettaufnahme sofort ausschneiden werden.

Wenn Sie sich jedoch ziemlich gut ernährt haben, aber ein bestimmtes Gesundheitsproblem, wie z.B. eine Hefeinfektion, ansprechen wollten, werden Sie vielleicht keine Gewichtsabnahme erleben, aber Sie werden einige Auswirkungen der Toxine „absterben" sehen.

Zu erwartende Herausforderungen – wenn überhaupt

Sich träge fühlen

Toxine sind der Treibstoff, mit dem sich Ihr Körper während einer Entgiftungsdiät selbst am Laufen hält. Stellen Sie sich das also als Benzin mit geringer Qualität vor. Ihr Körper wird sich träge anfühlen; Möglicherweise haben Sie ein seltsames Fell auf Ihrer Zunge, während Ihr Körper versucht, die Giftstoffe auszuscheiden. Es ist eine Herausforderung, die Ernährung einzuschränken und zu ändern und dabei schlechte körperliche Gefühle zu haben. Es ist schwer, sich an eine Entgiftung zu halten, wenn es so aussieht, als würde Ihr Körper Sie auffordern, damit aufzuhören. Dies ist jedoch nicht der Fall; Der Fall ist, dass Ihr Körper all diese Toxine so lange gespeichert hat, dass es für Ihren Körper schwierig ist, sie endgültig freizusetzen. Eine gute Entgiftung kann Sie wieder in den Rhythmus Ihres

Körpers bringen, so wie Sie es noch nie zuvor getan haben.

Hautveränderungen

Ihre Haut, das prominenteste Organ in Ihrem Körper, wird eine schwere Veränderung durchlaufen, und es ist wichtig, Ihre Haut zu schrubben, um den Blutfluss und die Giftstoffe in Gang zu bringen, oder sogar in einem Bad mit Bittersalzen zu liegen, die buchstäblich Giftstoffe aus dem Inneren Ihres Körpers herausziehen. Auch das bloße Einsetzen Ihrer Füße in ein Bad mit Bittersalz wird einige fantastische Ergebnisse bringen und Sie werden sich viel besser fühlen.

Stimmungsschwankungen

Es ist natürlich vernünftig, Müdigkeit, Trägheit und Stimmungsschwankungen zu spüren (nicht unähnlich den Unterschieden, die sich ergeben, wenn Frauen ihre monatlichen Zyklen durchlaufen). Je schlimmer der Müll ist, den Sie in Ihren Körper gesteckt haben, desto aggressiver wird die Entgiftung. Wenn Sie stark auf Junk-Food-Alkohol und komplexe Kohlenhydrate angewiesen sind, können Sie mit einer ziemlich starken Reaktion rechnen. Kopfschmerzen, Schläfrigkeit, Nebel, Stuhlgang und die Unfähigkeit, morgens aufzuwachen. Mundgeruch ist auch eine Nebenwirkung, die durch Gurgeln von Kokosnussöl behoben werden kann, wodurch die Giftstoffe aus dem Mund herausgezogen werden.

Eine Entgiftung macht nie Spaß, aber die Auswirkungen können in der Tat gemindert werden, indem Sie sich ausruhen, viel Wasser trinken, Ihren Körper scheuern, in Bittersalzbädern sitzen und mehrere tiefe Atemzüge machen. Niemand kann für Sie die Entgiftung durchmachen, so wie niemand für Sie die Geburt durchmachen kann. Es ist etwas, das Sie alleine durchmachen müssen, und es wird persönlich sein. Sie werden wissen, wann die Entgiftung ihren Höhepunkt erreicht hat und wann sich die Situation bessert. Die Momente der Klarheit und des Wohlbefindens, in denen wir uns allmählich besser fühlen, sind der Preis für diese Bemühungen.

Kapitel 9: Stabiler Stoffwechsel durch alternative große, einfache und lustige Aspekte des Lebens.

Angenehme Möglichkeiten zur Steigerung des Stoffwechsels bei der Erreichung der Homöostase zur Regulierung des Körpergewichts

Dimmen von Lichtern und Tragen einer Ohrmarke

Es gibt viele Möglichkeiten, den Stoffwechsel anzukurbeln. Beginnen wir mit dem, der keine Anstrengung erfordert: Schlafen. Ihr Stoffwechsel wird aus dem tiefen REM-Zustand des Schlafes erhöht, so dass es ein fantastischer Start ist, das Licht in Ihrem Zimmer so niedrig wie möglich zu halten. Das Tragen einer Ohrmarke wird auch dringend empfohlen, wenn Sie eine Straßenleuchte oder künstliches Licht von außen blockieren müssen.

(REM oder Rapid Eye Movement Sleep ist eine Phase des Schlafes mit schneller Bewegung der Augen, während der Körper in die Ruhephase kommt).

Setzen Sie sich Ihre täglichen Ziele

Jedes Telefon hat jetzt einen Schrittzähler, so dass es einfach ist, Ihre körperliche Aktivität beim Gehen zu verfolgen. Sich ein Ziel von 3 Meilen pro Tag für Anfänger zu setzen, ist ziemlich konservativ. Das sind nur 45 Minuten in rasantem Tempo durch die Nachbarschaft und hören Ihren Lieblings-Podcast. Verschwenden Sie diese Zeit nicht damit, sich über arbeitsbezogene E-Mails zu informieren – es ist wichtig, eine separate Zeit für persönliche und berufliche Aktivitäten zu haben. Auf diese Weise kann das Gehen ein echter Genuss sein. Manchmal, wenn Sie Ihre Lieblings-Podcasts nacheinander hören und genießen, werden Sie nicht einmal bemerken, dass Sie mehr als Ihr Ziel für den Tag gegangen sind! Wir empfehlen, die Entfernung in 90 Minuten schrittweise auf etwa 6 Meilen zu erhöhen. Die Idee ist, jeden Tag 500 Kalorien oder mehr zu verbrennen. Denn um

1 kg Gewicht in einer Woche zu verlieren, muss der Körper 500 zusätzliche Kalorien pro Tag verbrennen.

Bewegung durchführen, wann immer Sie können.

Wir versuchen, eine Änderung des Lebensstils herbeizuführen und nicht nur eine schnelle Lösung für eines Ihrer Probleme. Die Idee ist, Veränderungen in Ihrem täglichen Leben zu bewirken, in Aktivitäten, die Sie jeden Tag tun. Bei der Arbeit können Sie alle 45 Minuten herumlaufen. Dies hält Ihre Muskeln glücklich und verbessert auch Ihren Stoffwechsel. Es verhindert, dass Sie Ihren Nacken über dem Bildschirm knirschen und die Arbeit müde hinter sich lassen und keine gesunden Aktivitäten ausführen müssen.

Im Leben geht es nicht nur darum, Kalorien zu zählen. Welche Form der körperlichen Aktivität Sie auch immer mögen, abgesehen von den im Plan genannten, fügen Sie sie Ihrer Routine hinzu. Zum Beispiel, wenn Sie es genießen, mit den Kindern in den Park zu gehen, dann sitzen Sie nicht und telefonieren Sie, während sie spielen, sondern nutzen

Sie diese Zeit, um Runden auf dem Spielplatz zu drehen oder mit ihnen zu spielen, wenn Ihnen das Spaß macht.

Wenn Sie gerne einkaufen, dann vergessen Sie Aufzüge, benutzen Sie die Treppen und gehen Sie in jedes Geschäft des Einkaufszentrums, auch wenn es nicht sofort so klingt, als würde es viel Bewegung auslösen: Es wird es tatsächlich!

Bonus-Kapitel: Tipps für den 30-Tage-StoffwechselMahlzeitenPlan!

Wenn Sie Ihre geringste Menge an Bewegung durchführen, Tag für Tag Junk essen, ist es schwer, die wirkliche Motivation zu finden, loszulegen, sich vorzubereiten und zu sagen: „Okay, heute ist dieser Tag." Sicher, es ist schwer, eine Entgiftung durchzumachen und Ihr Leben gesund zu leben, aber es ist genauso schwer, in den Spiegel zu schauen und nicht zu erkennen, wer Sie überhaupt ansieht.

Jede einzelne langfristige Reise zur Gewichtsabnahme begann genau so, Sie müssen sich an der Ziellinie sehen, nachdem Sie Ihre Ziele erreicht haben; schlanker, glücklicher und funktionsfähiger, als Sie es sich je vorgestellt haben.

Lassen Sie uns einen Blick auf den typischen 7-tägigen Mahlzeitenplan für die Stoffwechseldiät werfen:

Frühstück

Omelett mit Eiweißen

Zutaten

- 229 Kalorien Spinat
- gehackte Zwiebel und Tomaten (eine halbe Tasse mischen)
- Vollei und eine halbe Tasse flüssiges Ei
- Eiweiße

Avocadotoast mit Eiern

Zutaten

- 270 Kalorien Beeren
- Tomaten-Petersilie-Salat
- Gurkenwürfel
- ¼ Avocado
- 1 hart gekochte Eier oder pochiertes Ei
- 250 Kalorien 1 hart gekochtes Ei
- ¼ Avocado auf Toast verteilt
- 1 Stück Vollkorntoast mit Vollkornbrot

Käse-Puten-Cracker

Zutaten

- Hafer; 350 Kalorien Magermilch, 300 Kalorien Mandelmilch, Zimt, 4 Walnüsse und ½ eine Tasse Hafermehl in ungesüßter Mandelmilch mit Rosinen gekocht.

- Putenbrust; 2 Käsekeilchen, Gurkenscheiben, 260 Kalorien für Spinat und frischen Dill auf Vollkorn-Crackern.

Französische Pfannkuchen

Zutaten

- 1 Ei und 1 Banane
- Gewürze
- ¼ Griechischer Joghurt
- Zimt
- 300 Kalorien 2 Esslöffel gesplittete Mandeln

Zubereitung

- In Pfanne sowohl das Ei als auch die Banane vermischen und kochen und mit Kochspray besprühen.
- Fügen Sie Ihre Lieblingsgewürze hinzu und geben ¼ Griechischen Joghurt, Zimt und 2 Esslöffel von 300 Kalorien gesplitteten Mandeln darüber.

Grüner Joghurt und Zitrone

Zutaten

- 340 Kalorien Honig
- Äpfel
- Kirschen
- Frischer grüner Joghurt

Mittagessen

Sandwich: Israelischer Tahini und Pute

Zutaten

- Vollkornbrot-1
- 3 Unzen Putenbrust
- ½ Süßkartoffeln
- 365 Kalorien Tahini gemischt mit Salz und Zitrone

Zubereitung

- In der Mikrowelle für 7 Minuten 1 Stück Vollkornbrot und 3 Unzen Putenbrust zusammen mit ½ Süßkartoffel kochen.
- Fügen SIe 365 Kalorien Tahini hinzu, der mit Salz und Zitrone vermischt ist.

Hummus mit frisch geschnittenem Gemüse

Zutaten

- Zitrone und Tahini
- Pfeffer
- Salz
- Kichererbsen
- Pilze
- Olivenöl
- Paprika
- 1 Brokkoli
- Blumenkohl
- 470 von allen anderen Gemüsearten.

Zubereitung

- Blumenkohl, Brokkoli, Paprika und Pilze schneiden.
- Kichererbsen mit Olivenöl, Salz, Pfeffer, Zitrone und Tahini mischen und in eine Schüssel geben.

- Fügen Sie 470 Kalorien von jedem anderen Gemüse hinzu.

Artischockenpasta mit Gemüse

Zutaten

- Weizennudeln
- Frischer Spinat
- Trockener Weißwein

Zubereitung

- Vollkornnudeln in einem Topf kochen.
- Fügen Sie eine Tasse frischen Spinat und etwas trockenen Weißwein hinzu.
- Über abgetropfte Nudeln gießen und servieren.

Huhn und Salat (Avocadogurke)

Zutaten

- 400 Kalorien Limettensaft
- Frischer Koriander
- ½ Gurkenwürfel
- ½ Avocadowürfel
- 2 Esslöffel Olivenöl
- Hühnerbrust
- Pfeffer
- Salz

Spaghetti-Kürbis, Huhn, Pilze und Spinat

Zutaten

- Spaghetti-Kürbisse
- Schaufeln Sie die Samen heraus
- Huhn
- Frischer Spinat
- Pilze

Zubereitung

- Schneiden Sie einen Spaghetti-Kürbis in halber Länge und schöpfen Sie die Samen aus, und legen Sie ihn dann mit der Fleischseite nach unten auf eine Pfanne.
- Im Ofen 45 Minuten lang backen.
- Den Kürbis mit einer Gabel herausnehmen und in eine Schüssel geben.
- In einer anderen Pfanne warten, bis das Huhn braun und fertig ist.

- Etwas frischen Spinat verrühren.
- Hähnchen und Champignons dazugeben und servieren.

Gefüllte Hühnerbrust (Mandel und Artischocke) mit knusprigen Kartoffelpommes.

Zutaten

- Artischocken
- Spinat
- Mandeln
- Parmesan
- Hühnerbrüste
- 1 große Süßkartoffel
- Speiseöl
- Getrocknetes Basilikum
- Teelöffel getrockneter Oregano
- Salz
- 300 Kalorien Pfeffer nach Belieben.

- Dose Thunfisch

- eine gehackte grüne Paprika,
- 2 gehackte Frühlingszwiebeln,
- 1/4 Tasse Salsa,
- sechs mit Piment gefüllte Oliven,
- 309 Kalorien Mayo (reduziertes Fett!!!)

Zubereitung

- Artischocken, Spinat, Mandeln, Parmesan in einer kleinen Schüssel vermischen.
- Die Hähnchenbrust 5 bis 7 Minuten pro Seite durchkochen. Kochen, bis es goldbraun wird.
- Eine große Süßkartoffel in Streifen schneiden und mit Speiseöl besprühen.
- Mit getrocknetem Basilikum, getrocknetem Oregano, Salz und 300 Kalorien Pfeffer nach Belieben mischen.

Abendessen

Räucherlachs serviert mit Baby-Artischocken

Zutaten

- Lachssteak
- 433 Kalorien Baby Artischocken

Zubereitung

- Lachssteak bei 375 Grad für fast 20 Minuten kochen.
- Mit 433 Kalorien Baby Artischocken servieren

Gebratenes Thunfischsteak mit Gemüsemischung

Zutaten

- 4 Unzen Thunfisch-Steak
- 2 Esslöffel Olivenöl
- 373 Kalorien 1 Portion Gemüsemischung

Zubereitung

- Ein 4 Unzen Thunfischsteak in 2 Esslöffeln Olivenöl anbraten.
- Mit 1 Portion Gemüsemischung 373 Kalorien servieren.

Pochierter Barsch mit Kapern, Petersilie und Fenchel

Zutaten

- Fenchel
- Petersilie
- 350 Kalorien Kapern
- Zubereitung

Zubereitung

- Den ganzen Fenchel kochen.
- Petersilie und 350 Kalorien Kapern in einem Dampfgarer mischen.

Schweinespieße mit Oregano

Zutaten

- Schweinefleisch
- Veggies
- Gemüse
- Pilze
- Zucchini
- Holzspieße
- 316 Kalorien Grillspieße

Zubereitung

- Das Fett vom Schweinefleisch nehmen.
- In die Mikrowelle geben und das Gemüse kochen und mit Gemüse mischen, wenn Sie möchten.
- Holzspieße in Wasser einweichen
- Gemüse waschen und in Kebabs schneiden.

- Spießchen befüllen und auf einen Innen- oder Außengrill legen und 8 bis 10 Minuten kochen lassen.

Chili und Mais mit schwarzen Bohnen

Zutaten

- Rinderhackfleisch
- 2 TL salzfreies Chilipulver
- 14 Unzen gefrorener Mais
- Schwarze Bohnen
- 14-Unzen-Dose fettfreie Dose Rindfleischbrühe mit wenig Natrium
- 1 Dose 15 Unzen Tomatensauce.

Zubereitung:

- Rinderhackflesich (1 Pfund.) mit Chilipulver (2 Esslöffel, salzfrei) mischen.
- Die Mischung in einem riesigen holländischen Ofen mischen.
- Bei mittlerer bis starker Hitze 6 Minuten garen. Alternativ, bis das Rindfleisch braun wird.
- Ständig umrühren, um zu zerbröckeln.

- Die Masse abtropfen lassen und wieder in die Pfanne geben.

- In einen Beutel mit einer Mischung aus schwarzer Bohne und gefrorenem Mais (14 Unzen) und einer Dose Rindfleischbrühe (natriumarm, fettfrei, 14 Unzen) sowie einer Dose Tomatensauce (15 Unzen) einrühren.

- Kochen.

- Abdecken.

- Hitze reduzieren und 10 Minuten köcheln lassen.

- Aufdecken und 5 Minuten unter gelegentlichem Rühren köcheln lassen.

- Chili in Schüsseln schöpfen.

- Nach Belieben Sauerrahm und Zwiebeln auf jede Portion geben.

  300 Kalorien

Fazit

Dies ist nur für Sie, um loszulegen. Wie Sie sehen, werden Sie mit diesen Mahlzeiten keinen Hunger haben. Darüber hinaus werden Sie sich mit den Problemen befassen, die Sie mit dem Essen haben. Wenn es spät in der Nacht ist und Sie nicht hungrig mit der Hand in einer Tüte Kartoffelchips sitzen, müssen Sie feststellen, dass es nicht von einem Ort des Hungers kommt. Es ist wichtig, es zu stoppen – wenn nicht, ist es möglich, sich emotional zu Tode zu essen.

Rauchen ist die häufigste Ursache für vermeidbare Todesfälle in den USA. Überessen und Fettleibigkeit nehmen zu. Das heißt, unsere Kinder und Kindeskinder könnten möglicherweise jünger sterben als wir. Darüber hinaus leiden sie unter einer Reihe von gesundheitlichen Problemen, die wir nicht kennen, und die Anzahl bestimmter Krebsarten wird so stark ansteigen, dass wir sie möglicherweise nicht mehr unterstützen können. Es ist an der Zeit, gesunde Ernährung und Gewohnheiten in der Schule zu vermitteln. Wir müssen vom Mutterleib an beginnen und vorankommen.

Niemand muss weit gehen, um jemanden zu sehen, der wirklich von Fettleibigkeit oder Krankheiten betroffen ist, die durch den konsistenten Verzehr falscher Lebensmittel verursacht werden. Dies sollte der Vergangenheit angehören. Wir sind jetzt mit den Schäden, die durch das Rauchen verursacht werden, gut vertraut, aber wenn wir am Esstisch sitzen und uns mit Transfetten füllen und unsere Kinder gleich füttern, sehen wir den Rauch, den wir ihnen ins Gesicht blasen, oder die Zigaretten, die wir vor ihnen anzünden?

Dies muss nicht der Fall sein. Fettleibigkeit ist zu 100% vermeidbar und zu 100% reversibel. Das ist einer der Gründe, warum es ein so lukratives Geschäft für diejenigen ist, die verkaufen, schlanke, schnelle Programme oder andere Betrügereien erhalten möchten. Wir haben lange genug gelebt, um Modeerscheinungen kommen und gehen zu sehen. Es hat sich jedoch nichts mit dem Problem befasst. Wenn wir den Stoffwechsel verstehen, wie er funktioniert, wie er kontrolliert und wie er optimiert wird, können wir beginnen, die Oberfläche der Fettleibigkeits- und Gewichtskontrolle zu zerkratzen. Die Zukunft sieht manchmal trostlos aus, aber es wurde ein schwaches Licht geworfen, und es ist eine Zeit für uns gekommen, die neuen Wege und Ideen zu akzeptieren, die vor uns liegen.

Fettleibigkeit bleibt bestehen. Wir haben jedoch die Möglichkeit zu entscheiden, ob wir eine Statistik sein wollen oder nicht. Wir haben die Kraft, wir wissen, wir haben die Ressourcen, der Stoffwechsel ist kein Rätsel mehr und auch keine Gewichtskontrolle. Wir haben das im Griff.

SCHLUSSWORTE

Nochmals vielen Dank, dass Sie dieses Buch gekauft haben!

Ich hoffe wirklich, dass dieses Buch Ihnen helfen kann.

Der nächste Schritt ist, dass Sie **sich für unseren E-Mail-Newsletter anzumelden, um** über neue Buchveröffentlichungen oder Werbeaktionen informiert zu werden. Sie können sich kostenlos anmelden und erhalten als Bonus unser Buch „*7 Fitnessfehler, von denen Sie nicht wissen, dass Sie sie machen*"! Dieses Bonusbuch bricht viele der häufigsten Fitnessfehler auf und entmystifiziert viele der Komplexitäten und der Wissenschaft, sich in Form zu bringen. Wenn Sie all diese Fitnesskenntnisse und -wissenschaften in einem umsetzbaren, schrittweisen Buch zusammengefasst haben, können Sie auf Ihrer Fitnessreise in die richtige Richtung starten! Um an unserem kostenlosen E-Mail-Newsletter teilzunehmen und Ihr kostenloses Buch zu erhalten, besuchen Sie bitte den Link und melden Sie sich anan: **www.hmwpublishing.com/gift**

Wenn Ihnen dieses Buch gefallen hat, dann möchte ich Sie um einen Gefallen bitten, wären Sie so freundlich, eine Rezension für dieses Buch zu hinterlassen? Ich wäre Ihnen sehr dankbar!

Vielen Dank und viel Glück auf Ihrer Reise!

ÜBER DEN CO-AUTOR

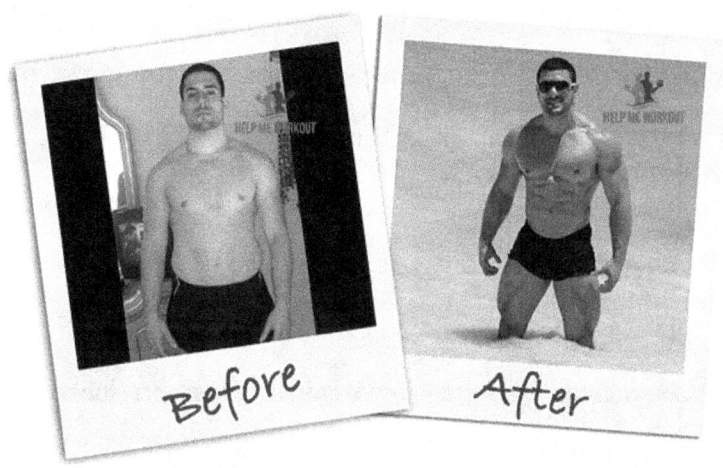

Mein Name ist George Kaplo. Ich bin ein zertifizierter Personal Trainer aus Montreal, Kanada. Ich beginne damit zu sagen, dass ich nicht der breiteste Typ bin, den Sie jemals treffen werden, und das war nie wirklich mein Ziel. Tatsächlich habe ich begonnen, meine größte Unsicherheit zu überwinden, als ich jünger war, was mein Selbstvertrauen war. Das lag an meiner Größe von nur 168 cm (5 Fuß 5 Zoll), die mich dazu drängte, alles zu versuchen, was ich jemals im Leben erreichen wollte. Möglicherweise stehen Sie gerade vor einigen Herausforderungen oder Sie möchten einfach nur fit werden, und ich fühle mit Sicherheit mit Ihnen mit.

Ich persönlich war immer ein bisschen an der Gesundheits- und Fitnesswelt interes-siert und wollte wegen der zahlreichen Mobbingfälle in meinen Teenagerjahren wegen meiner Größe und meines übergewichtigen Körpers etwas Muskeln aufbauen. Ich dachte, ich könnte nichts gegen meine Körpergröße tun, aber ich kann sicher etwas dagegen tun, wie mein Körper aussieht. Dies war der Beginn meiner Transformationsreise. Ich hatte keine Ahnung, wo ich anfangen sollte, aber ich habe gerade erst angefangen. Ich war manchmal besorgt und hatte Angst, dass andere Leute sich über mich lustig machen würden, wenn sie die Übungen falsch machten. Ich wünschte immer, ich hätte einen Freund neben mir, der sich auskennt, um mir den Einstieg zu erleichtern und mich mit allem vertraut gemacht hätte.

Nach viel Arbeit, Studium und unzähligen Versuchen und Irrtümern begannen einige Leute zu bemerken, wie ich fit wurde und wie ich anfing, mich für das Thema zu interessieren. Dies führte dazu, dass viele Freunde und neue Gesichter zu mir kamen und mich um Rat fragten. Zuerst kam es mir seltsam vor, als Leute mich baten, ihnen zu helfen, in Form zu kommen. Aber was mich am Laufen hielt, war, als sie Veränderungen in ihrem eigenen Körper bemerkten und mir sagten, dass es das erste Mal war, dass sie echte Ergebnisse sahen! Von dort kamen immer mehr Leute zu mir und mir wurde klar, dass es mir nach so viel Lesen und Lernen in diesem Bereich geholfen hat, aber es erlaubte mir auch, anderen zu helfen. Ich bin jetzt ein vollständig zertifizierter Personal Trainer und habe zahlreiche Kunden trainiert, die erstaunliche Ergebnisse erzielt haben.

Heute besitzen und betreiben mein Bruder Alex Kaplo (ebenfalls zertifizierter Personal Trainer) und ich dieses Verlagsprojekt, in dem wir leidenschaftliche und erfahrene Au-toren zusammenbringen, um über Gesundheits- und Fitnessthemen zu schreiben. Wir betreiben auch eine Online-Fitness-Website „HelpMeWorkout.com". Ich würde mich freuen, wenn ich Sie einladen darf, diese Website zu besuchen und sich für unseren E-Mail-Newsletter anmelden (Sie erhalten sogar ein kostenloses Buch).

Zu guter Letzt, wenn Sie in der Position sind, in der ich einmal war und Sie etwas Hilfe wünschen, zögern Sie nicht und fragen Sie... Ich werde da sein, um Ihnen zu helfen!

Ihr Freund und Coach,

George Kaplo
Zertifizierter Personal Trainer

Ein weiteres Buch kostenlos herunterladen

Ich möchte mich bei Ihnen für den Kauf dieses Buches bedanken und Ihnen ein weiteres Buch (genauso lang und wertvoll wie dieses Buch), „Gesundheits- & Fitnessfehler, von denen Sie nicht wissen, dass Sie sie machen", völlig kostenlos anbieten.

Besuchen Sie den untenstehenden Link, um sich anzumelden und es zu erhalten:

www.hmwpublishing.com/gift

In diesem Buch werde ich die häufigsten Gesundheits- und Fitnessfehler aufschlüsseln, die einige von Ihnen wahrscheinlich begehen, und ich werde zeigen, wie Sie sich leicht in die beste Form Ihres Lebens bringen können!

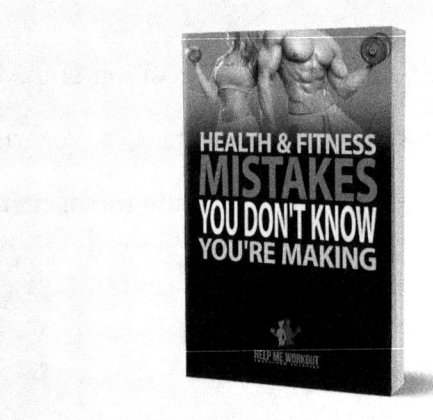

Zusätzlich zu diesem wertvollen Geschenk haben Sie auch die Möglichkeit, unsere neuen Bücher kostenlos zu bekommen, Werbegeschenke zu erhalten und andere wertvolle E-Mails von mir zu erhalten. Besuchen Sie hier den Link, um sich anzumelden:

www.hmwpublishing.com/gift

Copyright 2017 von HMW Publishing - Alle Rechte vorbehalten.

Dieses Dokument von HMW Publishing im Besitz der Firma A&G Direct Inc ist darauf ausgerichtet, genaue und zuverlässige Informationen in Bezug auf das behandelte Thema und den behandelten Sachverhalt bereitzustellen. Die Publikation wird mit dem Gedanken verkauft, dass der Verlag keine buchhalterischen, behördlich zugelassenen oder anderweitig qualifizierten Dienstleistungen erbringen muss. Wenn rechtliche oder berufliche Beratung erforderlich ist, sollte eine in diesem Beruf praktizierte Person bestellt werden.

Aus einer Grundsatzerklärung, die von einem Ausschuss der American Bar Association und einem Ausschuss der Verlage und Verbände gleichermaßen angenommen und gebilligt wurde.

Es ist in keiner Weise legal, Teile dieses Dokuments in elektronischer Form oder in gedruckter Form zu reproduzieren, zu vervielfältigen oder zu übertragen. Das Aufzeichnen dieser Veröffentlichung ist strengstens untersagt, und eine Speicherung dieses Dokuments ist nur mit schriftlicher Genehmigung des Herausgebers gestattet. Alle Rechte vorbehalten.

Die hierin bereitgestellten Informationen sind wahrheitsgemäß und konsistent, da jede Haftung in Bezug auf Unachtsamkeit oder auf andere Weise durch die Verwendung oder den Missbrauch von Richtlinien, Prozes-sen oder Anweisungen, die darin enthalten sind, in der alleinigen und vollständigen Verantwortung des Lesers des Empfängers liegt. In keinem Fall wird der Herausgeber für Reparaturen, Schäden oder Verluste aufgrund der hierin enthaltenen Informationen direkt oder indirekt rechtlich verantwortlich oder verantwortlich gemacht.

Die hierin enthaltenen Informationen werden ausschließlich zu Informationszwecken angeboten und sind daher universell. Die Darstellung der Informationen erfolgt ohne Vertrag oder Garantiezusage.

Die verwendeten Marken sind ohne Zustimmung und die Veröffentlichung der Marke ist ohne Erlaubnis oder Unterstützung durch den Markeninhaber. Alle Warenzeichen und Marken in diesem Buch dienen nur zu Erläuterungszwecken und gehören den Eigentümern selbst und sind nicht mit diesem Dokument verbunden.

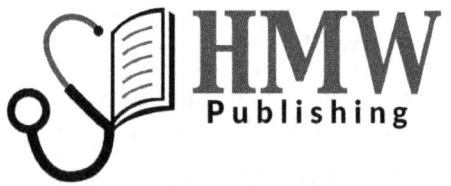

Für weitere tolle Bücher besuchen Sie uns:

HMWPublishing.com

www.ingramcontent.com/pod-product-compliance
Lightning Source LLC
LaVergne TN
LVHW011726060526
838200LV00051B/3044